如何制作
健康的肺

〔英〕柯斯蒂·霍姆斯 著、绘

冯常娜 译

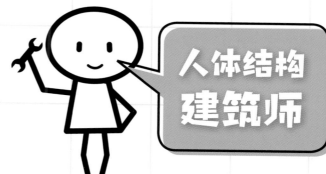

人体结构
建筑师

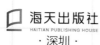

海天出版社
HAITIAN PUBLISHING HOUSE
· 深圳 ·

版权登记号　图字：19-2020-166号

© 2020 Booklife Publishing
This edition is published by arrangement
with Booklife Publishing.

图书在版编目（ＣＩＰ）数据

如何制作健康的肺 ／（英）柯斯蒂·霍姆斯著、绘；
冯常娜译. — 深圳 ：海天出版社，2022.3
（人体结构建筑师）
ISBN 978-7-5507-3295-7

Ⅰ．①如… Ⅱ．①柯… ②冯… Ⅲ．①肺—人体生理
学—儿童读物 Ⅳ．①R322.3-49

中国版本图书馆CIP数据核字(2021)第197999号

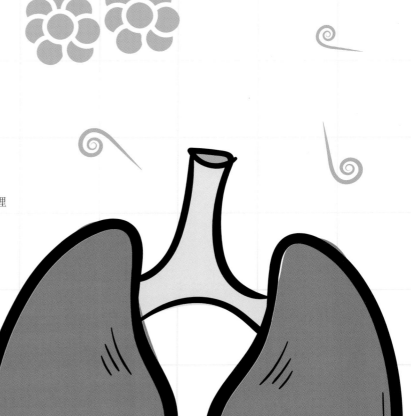

如何制作健康的肺
RUHE ZHIZUO JIANKANG DE FEI

出 品 人　聂雄前
责任编辑　邱玉鑫　陈少扬
责任技编　陈洁霞
责任校对　叶 果
封面设计　朱玲颖

出版发行　海天出版社
地　　址　深圳市彩田南路海天综合大厦（518033）
网　　址　www.htph.com.cn
订购电话　0755-83460239（邮购、团购）
设计制作　米克凯伦（深圳）文化传媒有限公司
印　　刷　中华商务联合印刷（广东）有限公司
开　　本　889mm×1194mm　1/20
印　　张　1.4
字　　数　30 千
版　　次　2022 年 3 月第 1 版
印　　次　2022 年 3 月第 1 次印刷
定　　价　39.80 元

目录

4　　我是人体结构建筑师

6　　好神奇的人体结构

8　　我们为什么需要肺

10　　准备好各个零件

12　　一起把零件拼起来吧

14　　测一测呼吸功能

16　　哮喘是什么

18　　呵护你的肺：积极锻炼

20　　呵护你的肺：健康饮食

22　　让肺更健康

24　　术语表　索引

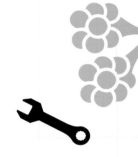

在阅读时遇到不懂的词语，可以参考第24页的术语表。

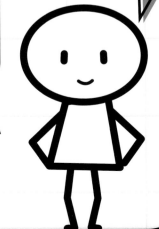

我是人体结构建筑师

嘿，你好！欢迎来到人体结构总部！我是人体结构建筑师伊恩，我的任务是帮你彻底了解人体的结构！

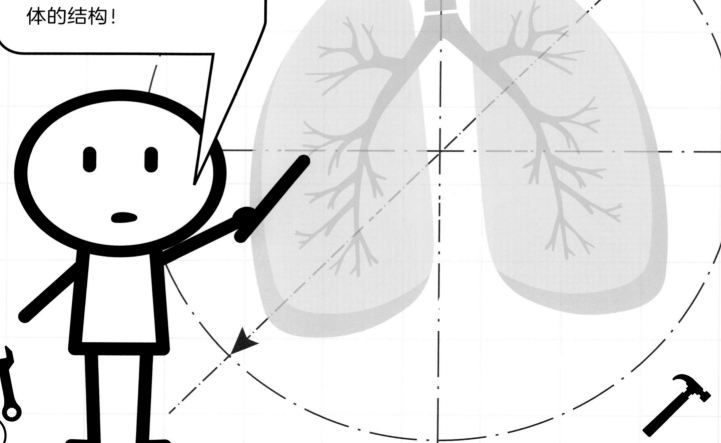

你想制作一对强健的肺吗？快快翻开这本书吧！注意下面这些符号，它们会帮助你！

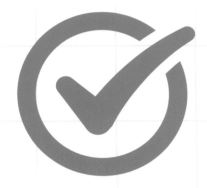

请这么做

别这么做

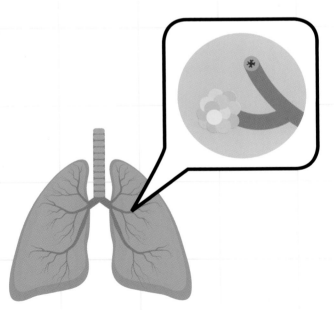

放大细节

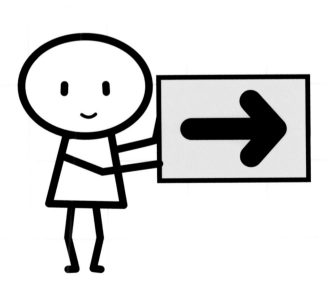

更多信息

好神奇的人体结构

你的身体就像一台不可思议的机器。它非常复杂，但又非常聪明。你的身体里有很多器官，每个器官都肩负着特殊的任务。

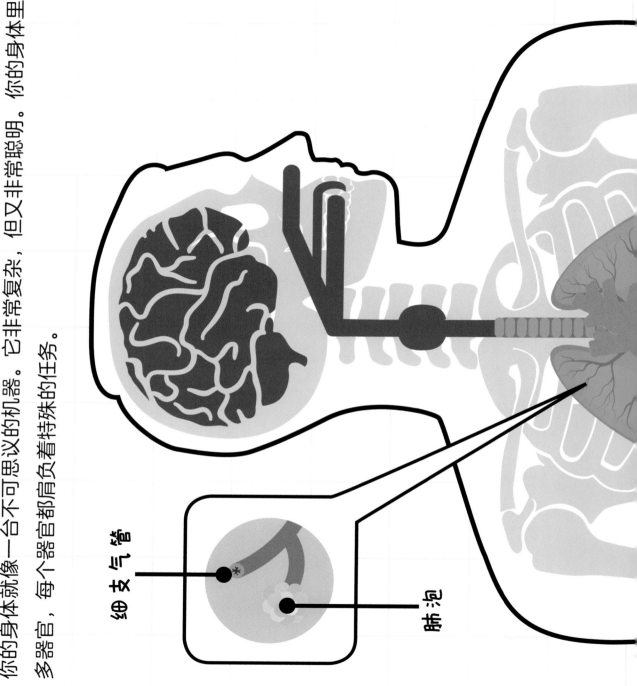

细支气管

肺泡

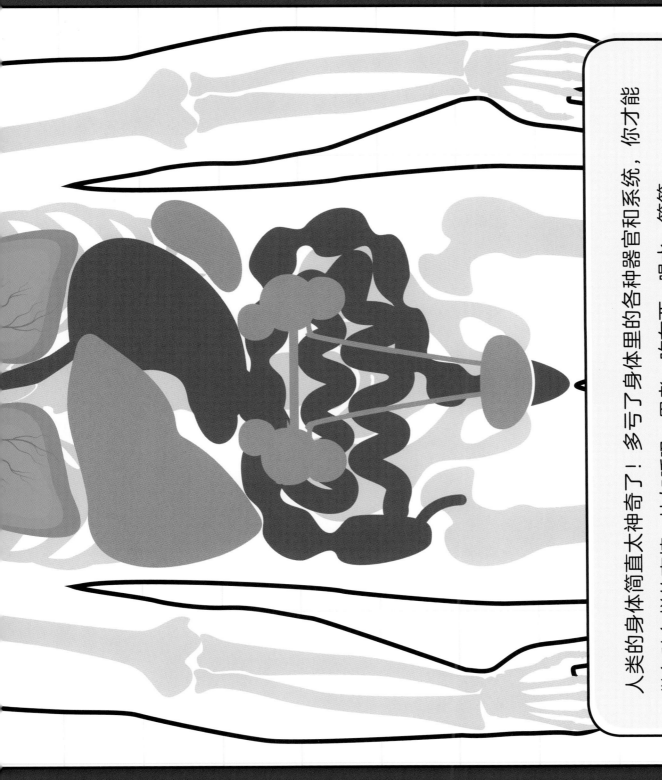

人类的身体简直太神奇了！多亏了身体里的各种器官和系统，你才能做各种各样的事情，比如呼吸、思考、吃东西、喝水，等等。

我们为什么需要肺

肺是长在胸腔里的呼吸囊。当你呼吸的时候，空气从肺部进出。肺能吸入我们生存所必需的氧气。

- 肺是成对的
- 它们吸入氧气
- 胸腔左右两边各一个
- 呼出二氧化碳

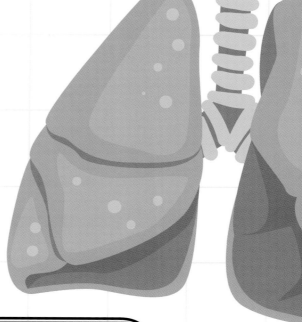

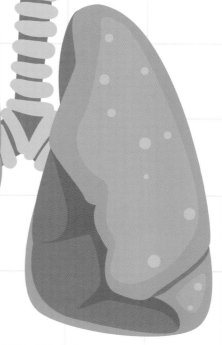

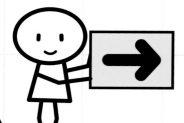

人单靠一个肺也能存活哦！

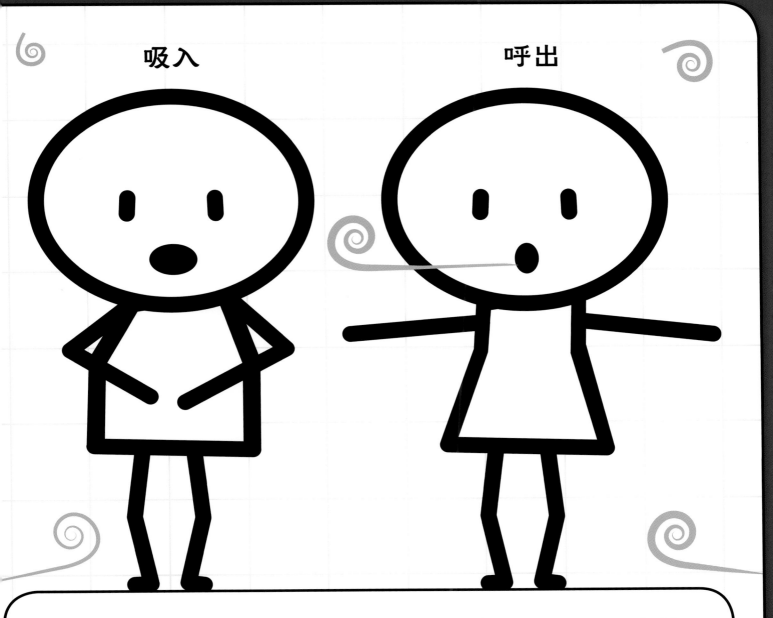

吸入　　　　　　　　　　呼出

肺在工作的时候，你不仅能感觉到，还能看到。来试一下吧！尽量缓慢而平稳地吸气，然后呼气。是不是感觉自己的胸腔正随着你的动作而起伏呢？在这个过程中，你胸腔里的肺充满了空气，然后又开始排空。

准备好各个零件

让我们看一下肺的构成吧！

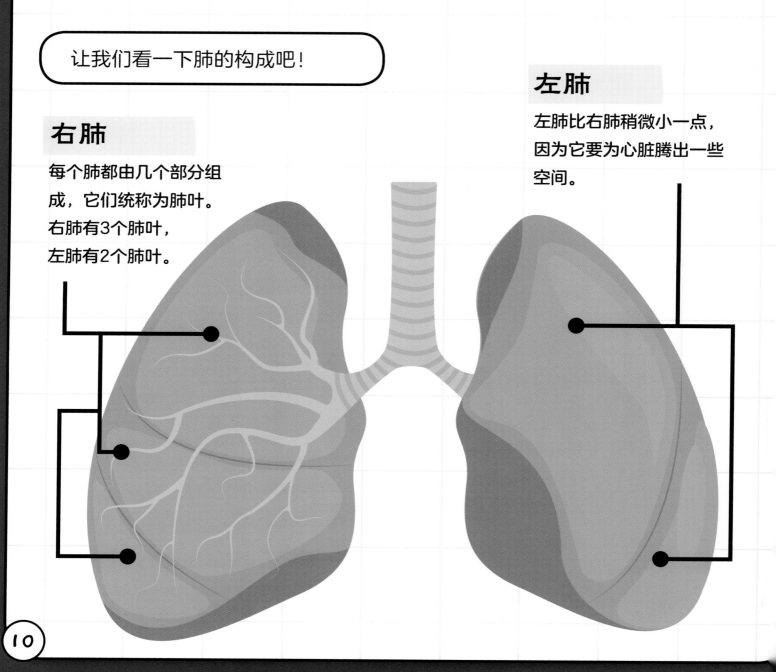

右肺

每个肺都由几个部分组成，它们统称为肺叶。右肺有3个肺叶，左肺有2个肺叶。

左肺

左肺比右肺稍微小一点，因为它要为心脏腾出一些空间。

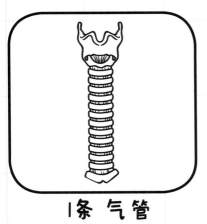

1条气管

你通过这根管道吸气。

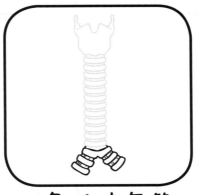

2条小支气管

气管分支成两条小支气管，就像一个上下颠倒的Y。

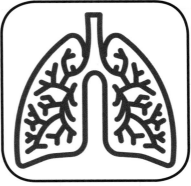

细支气管

小支气管又分支成许多更小的管子，称为细支气管，其中有些甚至细若发丝。

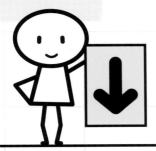

肺泡

在每条细支气管的末端都有一簇小气囊，就像小气球一样。这里是血液进行气体交换的地方。

为什么人体结构示意图的方向是反的呢？

那是因为人体结构示意图中的"左"和"右"是指人的左边和右边，而不是指页面的左右。如果你让这本书背对着你，书页向外，那么图中所说的左右肺就和你的左右肺是一致的哦！

一起把零件拼起来吧

肺是呼吸系统的一部分，也就是说，在你呼吸的过程中，身体的很多部位都在一起工作。

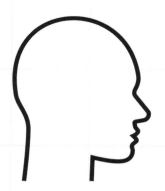

1个 嘴巴 和1个 鼻子

空气从这两个部位进入身体。

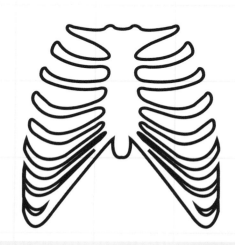

24根 肋骨

这些骨头形成一个保护性的笼状结构，保护你的肺和其他器官的安全。每个人都有12对肋骨。

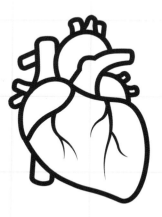

1个 心脏

这个器官的舒展和收缩推动血液循环全身。

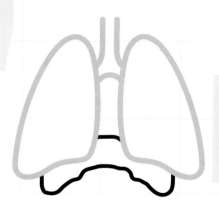

1层 膈肌

胸腔底部的大块肌肉，能帮助你吸气和呼气。

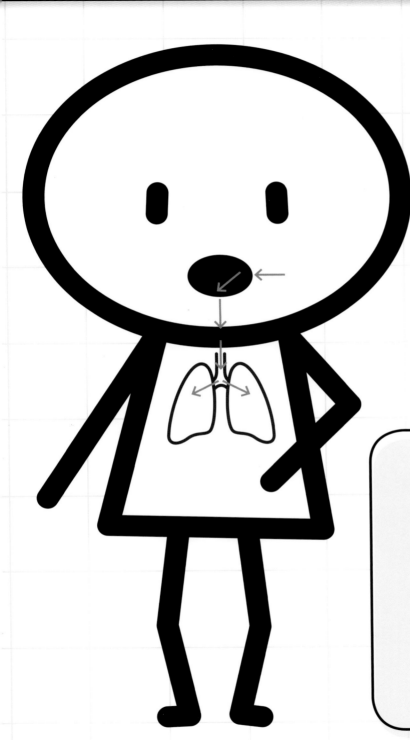

你呼气时，也排出了废气。

空气由嘴巴和鼻子进入人的身体，并通过气管进入肺部，充满肺泡。这里的肺泡壁膜很薄，所以氧气可以穿过去，进入血液，再输送到全身各处。

测一测 呼吸功能

呼吸频率是指你在一分钟内呼吸的次数。你想测试一下自己的呼吸频率吗？

你需要：

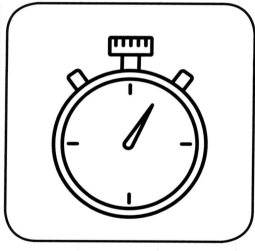

1个计时器

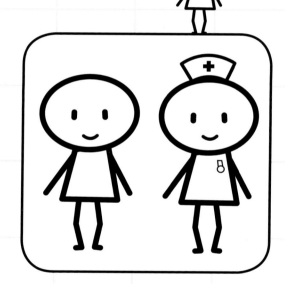

1个搭档

先准备一个计时器，再找一个搭档和你合作吧！另外，你还需要一把椅子，然后找一处可以到处跑的地方，操场或花园都行。先从坐在椅子上开始吧！确保你此刻的呼吸是平稳的。

首先，你要和平时一样正常地吸气和呼气。然后，让你的搭档数一下你在一分钟内呼吸了多少次。为了方便记录，你们可以画一个这样的表格：

运动项目	每分钟的呼吸次数	
	伊恩	护士
坐在椅子上	18次	16次
站起来	20次	19次
在操场或花园跑一圈之后	35次	30次

现在开始填表吧！完成以后，你俩再交换一下，数一数对方的呼吸次数。你注意到了什么？

5—12岁儿童坐着和站立的时候，正常的呼吸频率是每分钟12—25次。

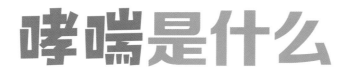

哮喘是什么

呼哧呼哧！

患哮喘的人在呼吸时会发出呼哧呼哧的声音，偶尔还会觉得呼吸困难。

哮喘的护理方式

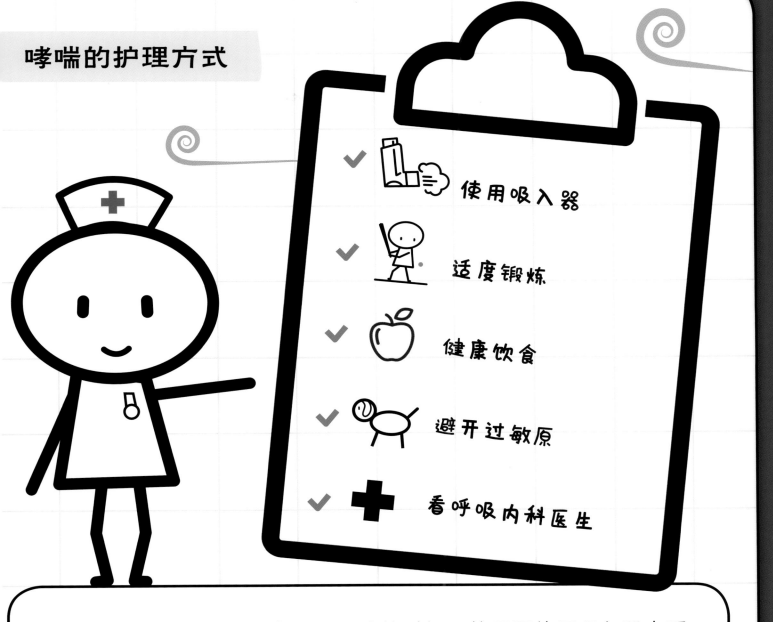

✓ 使用吸入器

✓ 适度锻炼

✓ 健康饮食

✓ 避开过敏原

✓ ✚ 看呼吸内科医生

假如你患有哮喘，那么在呼吸困难的时候，就需要使用吸入器来呼吸。对于患有哮喘的人来说，照顾好自己的肺尤为重要。

呵护你的肺：积极锻炼

正确的运动方式可以让你的肺更好地工作！

可以试试：

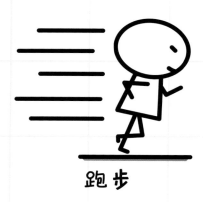

跑步

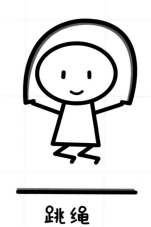

跳绳

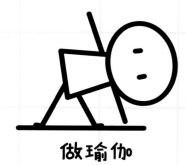

做瑜伽

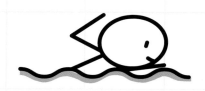

游泳

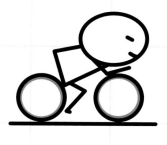

骑行

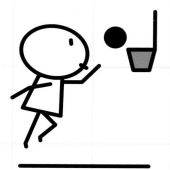

打篮球

打网球

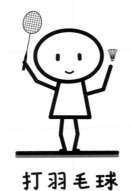

打羽毛球

因此，为了保持身体健康，你应该每天坚持运动60分钟，每周至少进行3种不同的运动。能说说你最喜欢的运动是什么吗?

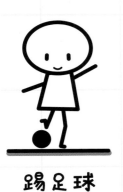

踢足球

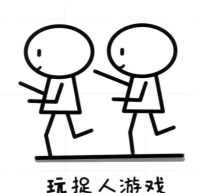

玩捉人游戏

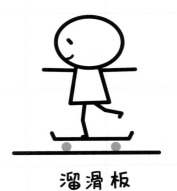

溜滑板

在进行这些运动的过程中，你的呼吸频率会加快，会有更多氧气进入你的肌肉细胞和其他器官。

呵护你的肺：健康饮食

读到这里，你大概已经知道为了保持肺的健康，我们需要呼吸大量新鲜而干净的空气。但是你知道我们吃的食物也能影响肺的健康吗？

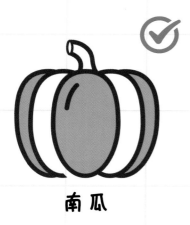

南瓜

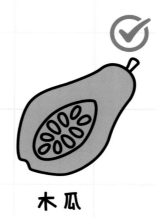

木瓜

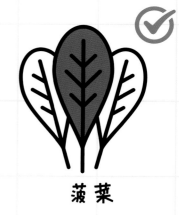

菠菜

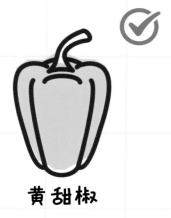

黄甜椒

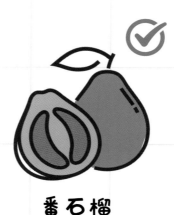

番石榴

黑豆

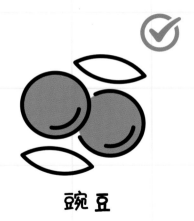

豌豆

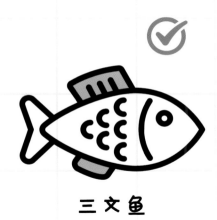

三文鱼

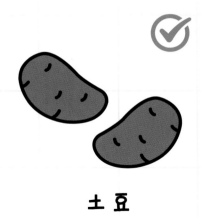

土豆

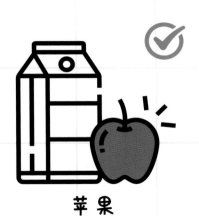

苹果

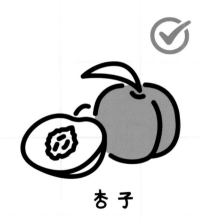

杏子

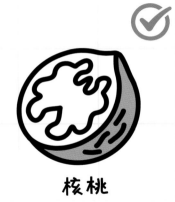

核桃

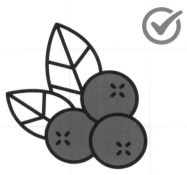

蓝莓

每天要吃400—800克水果和蔬菜，20—35克膳食纤维，以及5克以内的盐，才能更好地保持身体健康！

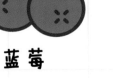

让肺更健康

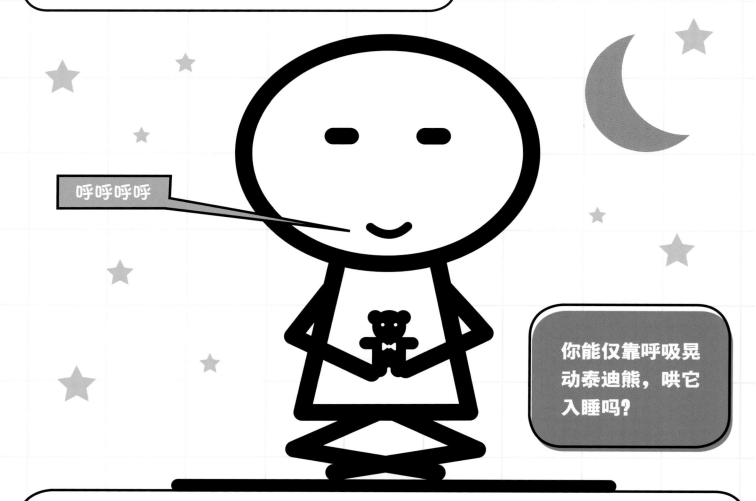

呼呼呼呼

你能仅靠呼吸晃动泰迪熊，哄它入睡吗？

来试一下吧！坐到地板上，把你最喜欢的泰迪熊贴近你的肚子。然后慢慢地吸气，看一看，你的肚子和泰迪熊是不是同时升起了呢？再慢慢地呼气，是不是发现泰迪熊又退回去了？

快乐歌唱

唱歌可以让你的肺变得更强健，还可以帮助你练习深呼吸。那么，何不加入学校的合唱团呢？或者干脆在洗澡的时候唱歌也行！

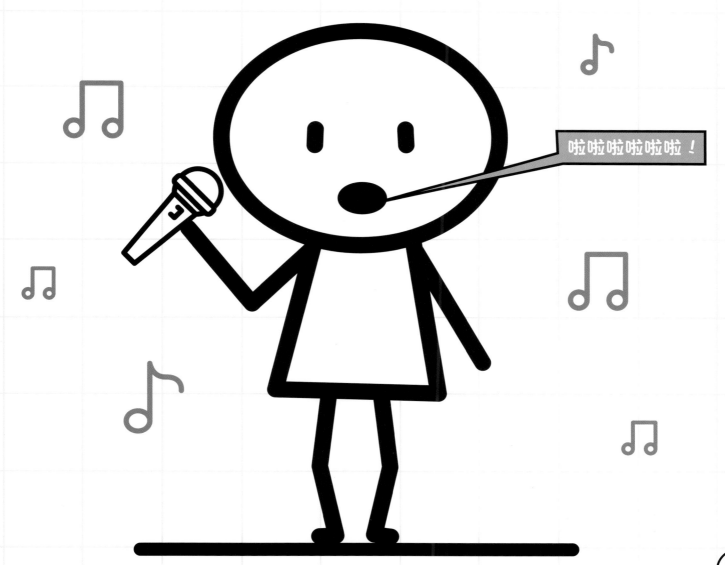

术语表

簇	一组相似的东西，紧紧地聚集在一起。
过敏原	对大多数人无害，但会引起一部分人产生不良反应的东西。
囊	动植物组织中的袋状部分。
器官	生命的组成部分，肩负着特殊而重要的使命，用来维持身体正常工作。
系统	生命体中由不同器官组成、能够完成某种特定生理功能的结构功能单元。
氧气	生物生存所需要的一种天然气体。

索引

肺泡（6，11，13）

肺叶（10）

膈肌（12）

呼吸（7，8，12，14－17，19，20，22，23）

空气（8，9，12，13，20）

哮喘（16，17）

小支气管（11）

细支气管（6，11）

胸腔（8，9）

吸入器（17）

氧气（8，13，19）